# GUÉRISON RADICALE

## DE LA

# SYPHILIS

PAR

LE DOCTEUR J.-F. LARRIEU

( DE MONTFORT L'AMAURY )

BOURGES

*IMPRIMERIE TARDY-PIGELET*

1894

Tous droits réservés

# GUÉRISON RADICALE

## DE LA

# SYPHILIS

PAR

## LE DOCTEUR J.-F. LARRIEU

(DE MONTFORT L'AMAURY)

---

BOURGES

*IMPRIMERIE TARDY - PIGELET*

—

1894

DE LA

# GUÉRISON RADICALE POSSIBLE

# DE LA SYPHILIS

Peut-on, lorsqu'il existe un chancre induré, accompagné ou non de l'engorgement de la pléiade ganglionnaire voisine, enrayer la marche du mal, guérir radicalement l'infection syphilitique commençante ?

La syphilis confirmée elle-même est-elle guérissable ?

Il suffit de parcourir les derniers travaux publiés sur la matière pour constater que les résultats obtenus jusqu'à ce jour sont, en somme, assez peu satisfaisants , et l'extension de la syphilis est regardée, à bon droit, comme une calamité sociale [2].

1. — Voici ce que disait M. Mauriac, dans une de ses leçons cliniques de l'an passé : « Y a-t-il dans la thérapeutique générale, et en particulier, dans la thérapeutique de la syphilis, des spécifiques au sens le plus complet, le plus absolu du mot, doués de toutes les propriétés qui en feraient l'idéal du médicament ? Y en a-t-il un seul qui ne soit passible d'aucune objection sérieuse ? — L'histoire nous force de répondre que, malheureusement, il n'en existe pas. Est-ce que toutes les controverses au sujet du mercure, depuis quatre siècles, n'en sont pas une preuve irréfutable? Et pourtant, si un remède mérite la qualification de spécifique, c'est bien celui-là. Mais ce n'est qu'un spécifique incomplet, aléatoire, qui ne tue pas du coup la maladie et qui atteint plus ses effets que sa cause. Nous ne le démontrerons que trop, ultérieurement. »

2. — On sait que la syphilis est une puissante cause de dépopulation. Le professeur A. Fournier dans son ouvrage : *Syphilis et mariage*, et dans plusieurs communications à l'Académie de médecine, a fait un tableau des

## I

## Traitement abortif de la Syphilis.

Nombreuses sont les tentatives faites depuis des temps fort reculés pour arrêter la marche de la syphilis à son début. On voit Jean de Vigo, Jean Louis Petit, Hunter, préconiser contre le chancre induré les moyens les plus violents dans l'espoir d'empêcher l'envahissement de l'organisme par le mal. De nos jours Ricord et Sigmund (de Vienne) ont longtemps professé cette opinion qu'un chancre, fortement cautérisé les premiers jours de son apparition, n'était jamais suivi d'infection. De nombreux faits cliniques ont prouvé qu'il n'en est rien, malheureusement. Plus récemment, Diday a cautérisé des chancres le jour même de leur apparition : la syphilis est survenue sans amélioration D'autres n'ont pas été plus heureux avec des chancres datant seulement de deux ou trois heures.

Aussi ne s'est-on pas contenté d'un moyen thérapeutique si peu sûr, et l'on voit un bon nombre de syphiligraphes étrangers préconiser et pratiquer, depuis une trentaine d'années environ, l'excision du chancre induré

ravages occasionnés dans les familles par cette redoutable maladie. Il y conclut avec observations à l'appui, que « le résultat le plus commun, le danger par excellence de l'hérédité syphilitique paternelle, c'est la mort de l'enfant » non point, il est vrai, par suite de la transmission de la syphilis (ce qui n'a lieu que 18 à 20 fois sur 100), mais par avortement, et, s'il arrive à terme, par suite d'une *inaptitude* particulière *à la vie* et d'un bon nombre d'affections dont cette dernière favorise l'issue fatale. La mortalité est encore plus forte si la mère seule est atteinte du mal, mais c'est surtout lorsque les deux conjoints sont syphilitiques que l'influence héréditaire devient éminemment désastreuse.

et des parties molles qui l'entourent. Cette opération, d'une innocuité parfaite, mais que le siège du chancre peut parfois rendre impraticable, ne paraît aboutir qu'à des succès irréguliers, d'ailleurs très contestés. Et si, dans une conférence faite à Paris en 1884, Diday s'en est déclaré partisan, la plupart des médecins français, notamment M. Mauriac, ont échoué dans leurs essais de cette méthode abortive, bien qu'elle ait été appliquée à des chancres datant de quatre à cinquante heures. Néanmoins, le professeur Fournier et M. Mauriac conseillent l'excision des chancres très récents, quoique l'efficacité soit curative, soit palliative, de cette opération reste des plus douteuses, et n'eût-elle qu'une chance d'aboutir à un résultat favorable, sur un nombre illimité de cas.

On a vanté ces dernières années l'action abortive de l'iodoforme en poudre, appliqué sur le chancre plusieurs fois par jour et pendant une quinzaine de jours consécutifs. Mais cette substance ne produit pas plus d'effet que les topiques à base d'hydrargyre préconisés à différentes époques. Je l'ai expérimentée une seule fois contre un chancre du sein chez une nourrice, le jour même de l'apparition du chancre : la syphilis n'en a pas moins évolué avec intensité.

Le mercure lui-même, administré à l'intérieur dans la première période de la syphilis, soit seul, soit concurremment avec l'excision, n'empêche en rien les accidents consécutifs du mal. Il en retarderait seulement plus ou moins l'éclosion, et les atténuerait souvent, tout en rendant moins fréquents et redoutables ceux de la période tardive. Mais certains syphiligraphes étrangers, entre autres W. Taylor (de New York) et Kaposi (de Vienne), rejettent tout traitement général contre le syphilome primitif.

Enfin, tout récemment, M. L. Jullien, chirurgien de Saint-Lazare, dans une communication au dernier congrès de Rome[1], dit avoir obtenu quelques succès au moyen d'injections précoces de calomel en suspension dans de l'huile de vaseline, et à la dose moyenne de 10 centigrammes chaque fois. Ces injections sont pratiquées tous les quinze jours, les deux premiers mois. Passé cette période, il convient de « diminuer la rigueur du traitement et de laisser un croissant intervalle, vingt jours, vingt-cinq jours, puis trente, au fur et à mesure que l'immunité s'affirme. » A partir du sixième mois, le calomel n'est plus aussi indiqué, et on peut lui substituer l'huile grise, le thymolo-acétate, ou telle autre injection soluble, et même les préparations hydrargyriques internes, au gré des malades.

M. Jullien cite, dans son travail, quatre malades guéris par ce moyen. Chez le plus ancien d'entre eux, la première injection fut faite le 25 décembre 1890 pour un chancre de la rainure. Il n'a eu, pour toute manifestation, que quelques érosions amygdaliennes et d'indécises marbrures sur le thorax, vers le troisième mois, lésions dont la nature syphilitique pouvait fort bien être contestée. Mais M. Jullien reconnaît l'inutilité de ses tentatives lorsqu'il n'a pu agir que tard, après deux ou trois semaines de durée de l'ulcère primitif, ou lorsqu'il a dû interrompre ses injections, ou les reprendre à de trop longs intervalles.

1. V. la *Gazette des Hôpitaux*, n° du 24 mai 1894.

M. Mauriac, dans une de ses dernières leçons cliniques, a discuté la valeur thérapeutique des injections
mercurielles insolubles, et il y conclut que ce mode de
traitement lui semble devoir être de plus en plus excep-
tionnel. D'une part, malgré toutes les précautions pri-
ses, il est impossible d'en éviter les conséquences loca-
les : tuméfaction douloureuse au point où l'injection a
été pratiquée, persistance à ce niveau d'un nodus se
résorbant lentement et occasionnant parfois des souf-
frances très vives qui empêchent le sommeil, gênent le
décubitus et la marche. D'autre part, les vertus cura-
tives des injections hydrargyriques semblent avoir été
surfaites. M. Mauriac ne les a expérimentées qu'une
seule fois dans la syphilis primitive, mais sans succès.
Il s'agissait d'un « chancre infectant énorme de la lèvre
inférieure, datant de trois semaines » ; les deux premières injections produisirent une amélioration sensible mais qui dura peu, et « la syphilis secondaire appa-
rut à son époque habituelle et se traduisit par de
grosses papules qui poussèrent çà et là, sur le tronc et
les membres. »

Il peut arriver en outre, que, sous l'influence d'ef-
forts musculaires ou de chutes sur la région fessière, une
quantité relativement considérable de mercure soit
brusquement absorbée, et il en résulte des accidents
plus ou moins graves, dont le plus fréquent est la sto-
matite. Le docteur G. Lewin (de Berlin) affirme que
cette dernière complication survient dans 10 à 30 p. 100
des cas. Elle est parfois légère, mais elle peut avoir
pour conséquence la nécrose et l'ankylose des maxil-
laires. On a aussi accusé les injections de provoquer

des lésions rénales plus ou moins graves avec albumi-
nurie, et les journaux de médecine ont signalé un cer-
tain nombre de cas de mort imputables à ce mode
de traitement.

Mais, dans l'immense majorité des cas, le chancre
est bien développé, induré, et accompagné d'une adénopathie satellite, lorsque les malades qui en sont
atteints se décident à consulter le médecin. La ques-
tion de l'excision du chancre est donc écartée d'elle-
même. Il ne reste alors, suivant que l'on appartient à
telle ou telle école, qu'à commencer d'emblée le traitement mercuriel, ou attendre l'apparition des accidents
secondaires, pour instituer un traitement, le chancre, en
tant que lésion locale, guérissant spontanément.

En résumé, les procédés abortifs ne sont applicables
qu'à un très petit nombre de chancres, et ils n'empêchent
jamais la syphilis de se manifester par quelques-uns des
accidents d'infection généralisée qui lui sont propres.

Et cependant, la syphilis peut être enrayée définiti-
vement lorsque l'induration du chancre existe déjà, et
même si les ganglions voisins sont engorgés, phénomènes considérés, à tort ou à raison, par la plupart des
auteurs modernes, comme des accidents secondaires,
des manifestations de l'envahissement de l'économie
tout entière par le virus syphilitique. Si les tentatives
faites jusqu'à ce jour sont restées sans résultats appré-
ciables, cela tient à ce que l'excision ou la cautérisation aurait dû être accompagnée d'une médication interne mettant l'organisme en état de résister à l'infection commençante. Le mercure a été employé et il
l'est encore couramment contre le syphilome primitif;

mais les insuccès constants qu'il donne au point de vue abortif, prouvent que, administré seul, il n'est pas à proprement parler un médicament spécifique, en dépit de ses merveilleuses vertus à la période secondaire.

Frappé des bons résultats que m'avait donnés la substitution, dans certaines circonstances, de la teinture d'iode à l'iodure de potassium, et son emploi *à petites doses* longtemps prolongées, au début ou dans le cours de quelques affections (tuberculose pulmonaire, adénopathie trachéo-bronchique, coqueluche, diphtérie, chloro-anémie), je songeai un jour à le prescrire concurremment avec la cautérisation et les frictions mercurielles dans le traitement du chancre induré accompagné ou non d'adénopathie, mais avant l'apparition des accidents considérés sans conteste, par tous les auteurs, comme des phénomènes secondaires de la maladie.

J'ai réussi au-delà de toute espérance, et les chancres, tous compliqués d'adénite, que j'ai traités ainsi, ont parfaitement guéri, et n'ont point été suivis de la moindre manifestation secondaire, pas plus du côté des téguments, que du côté des muqueuses ou des organes internes.

Voici comment je procède :

## A. — MÉDICATION EXTERNE

1° *Cautérisation du chancre.* — Je donne la préférence au caustique de Vienne, préparé avec assez peu d'alcool pour lui donner la consistance du mastic de vitrier. Il est, dans ces conditions, d'un maniement facile et ne répugne point aux malades comme le fer rouge ou l'excision Il faut mettre une boulette plus ou moins grosse de la pâte sur l'ulcération et l'étaler de manière que celle-ci en soit entièrement recouverte. Il n'est nullement nécessaire que la partie indurée soit entièrement détruite : une cautérisation, même superficielle, suffit, et j'enlève ordinairement le caustique lorsque la douleur qu'il provoque commence à être intolérable, en moyenne après deux ou trois minutes. Le chancre est pansé trois fois par jour avec un tampon de charpie imbibé de vin aromatique.

2° *Traitement de l'Adénite*. — Si les ganglions voisins du chancre sont engorgés, faire à leur niveau des onctions légères quotidiennes avec de la pommade mercurielle simple de récente préparation. Dans le cas contraire et pour les chancres de la verge, il serait prudent de faire les onctions aux deux plis inguinaux.

### B. — MÉDICATION INTERNE

Faire prendre au malade, tous les matins à jeun, pendant vingt ou vingt-cinq jours, de trois à cinq gouttes de teinture d'iode dans une tasse de tisane de salsepareille, ou encore dans un demi verre d'eau sucrée.

Ce traitement, tout simple qu'il paraît, n'en est pas moins d'une efficacité remarquable. Au bout de quelques jours, l'eschare produite par le caustique tombe. Sous la double influence du travail inflammatoire provoqué par son élimination et du traitement interne, l'induration du chancre se résorbe, au plus défavorable vers le dixième jour ; et, du quinzième au vingtième jour, les ganglions ont repris leur volume normal. A la place du chancre il ne reste plus qu'une plaie bourgeonnante qui ne tarde pas à se cicatriser.

On attend en vain les accidents secondaires : il ne s'en produit pas, et je n'ai jamais pu, malgré une surveillance minutieuse, découvrir, chez mes malades ainsi traités, la moindre éruption ou érosion pouvant faire soupçonner que la syphilis n'avait pas été enrayée.

Quelle est la part qui revient à chacun de ces trois agents thérapeutiques dans la guérison radicale du chancre ? La cautérisation seule ne paraît avoir jamais eu de succès. Dans l'espèce, elle hâte seulement la résolution du syphilome primitif, même si elle est très superficielle. Elle n'est donc pas absolument nécessaire.

Je n'insisterai pas sur les frictions mercurielles. On sait qu'elles ont une influence incontestable sur les manifestations de la syphilis, bien qu'on ne soit pas fixé sur leur mode d'action, les uns pensant que le mercure est absorbé par l'aspiration, les autres, en plus petit nombre pour le moment, voulant qu'il pénètre dans l'organisme par la voie endermique.

Reste la teinture d'iode. Il était intéressant de connaître quel est son rôle dans les guérisons obtenues. Aussi, depuis deux ans, ai-je traité quelques chancres par la seule teinture d'iode prescrite à l'intérieur, à la dose de cinq gouttes pendant vingt jours à un mois, et à l'extérieur en badigeonnages sur l'adénite, le chancre étant d'ailleurs cautérisé. Deux des malades n'ont pas reparu à la consultation et je ne saurais quel a été chez eux le résultat final du traitement ; deux autres paraissent guéris ; des deux derniers, l'un, qui n'avait pris de la teinture d'iode que pendant cinq ou six jours, a vu disparaître chancre et adénite ; mais ces deux accidents se sont reproduits au bout de six semaines ; en même temps se montraient quelques plaques muqueuses, en très petit nombre, sur le gland et dans la cavité buccale. Soumis au traitement indiqué plus loin contre la syphilis confirmée, il est aujourd'hui parfaitement guéri. Chez l'autre malade, le traitement, interne, a été suivi un peu plus d'un mois, après quoi il s'est reformé au niveau du chancre un noyau d'induration non ulcéré sans nouvel engorgement ganglionnaire. J'ai remarqué en outre sur le visage du malade et la paroi thoracique trois petites papules. Dès les premiers jours du traitement de la syphilis confirmée ces accidents ont disparu. Peut-être ce malade avait-il pris la teinture d'iode à dose à la fois un peu trop forte et trop longtemps prolongée. Quoi qu'il en soit, on verra le parti que l'on peut tirer de ce médicament dans la période secondaire.

## II

### Traitement de la Syphilis confirmée.

En ce qui concerne la direction générale du traitement de la syphilis confirmée, deux méthodes sont actuellement en présence. L'une consiste à ne traiter la syphilis qu'à propos de ses manifestations : elle s'adresse plutôt à ces dernières qu'au mal lui-même. C'est la méthode opportuniste, encore très en vogue en Allemagne, et dont, en France, Diday était le représentant le plus connu et le plus autorisé. Elle se contente, dans les intervalles où le mal est latent, d'une simple « expectation vigilante ». L'autre méthode, surtout préventive, est la méthode des cures successives, traitement chronique intermittent. Le professeur Fournier en est l'auteur et il l'a exposée, avec tous ses détails, dans des leçons réunies en volume sous le titre de *Traitement de la syphilis*. Cette méthode consiste, d'une manière générale, à administrer du mercure à l'intérieur, même à la période primitive, dès que le diagnostic du mal ne laisse plus de doute, et pendant deux mois environ. Puis, la médication est suspendue pendant quatre à six semaines pour être reprise au bout de ce temps, même en l'absence de toute manifestation syphilitique, et durer environ six semaines. A partir de cette seconde cure, on peut espacer les suivantes, progressivement, jusqu'à cinq et six mois. La troisième année, d'ordinaire, il convient de recourir à l'iodure de potassium, qui est prescrit, comme les préparations hydrargyriques, par périodes intermittentes de un mois à six semaines. Telles sont les grandes lignes de ce traitement, dont les résultats, au point de vue des accidents secondaires et des accidents éloignés, sont supérieurs à ceux de la méthode dite opportuniste. Il a le grand inconvénient d'être très long et de lasser un trop grand nombre de malades naturellement portés à la négligence et qui adoptent d'instinct la méthode opposée.

L'action de la teinture d'iode, si merveilleuse contre le chancre, n'est pas moins efficace contre les accidents secondaires : seule elle parvient à guérir en quatre ou cinq mois des syphilis même intenses.

Voici le traitement que j'ai l'habitude de prescrire et qui, dans la pratique, ne comporte pas de bien sérieuses modifications. Pour être un peu plus long que celui de la syphilis primitive, il n'en est ni moins efficace, ni guère plus compliqué.

1º Prendre tous les matins à jeun dans une tasse de tisane de salsepareille, de houblon, ou plus simplement dans de l'eau sucrée, trois gouttes de teinture d'iode et une grande cuillerée de la solution :

Eau distillée................... 300 gr.
Iodure de sodium cristallisé..... 20 gr.

(Prescription à suivre pendant trois à six mois, avec intervalles de repos de dix jours après chaque cure.)

2° Faire sur les plaques muqueuses du corps des lotions avec une solution forte de chlorure de zinc ; contre celles de la cavité buccale et du larynx, je donne la préférence à une solution faible de la même substance (1 gr. pour 500 gr. d'eau.)

3º Contre les syphilides cutanées, et aussi les plaques muqueuses, je prescris des onctions quotidiennes avec la pommade :

Axonge fraîche ou glycérolé d'amidon... 30 gr.
Précipité blanc................ de 3 à 5 gr.

ou bien encore, suivant la nature des lésions (syphilis à grosses papules), des onctions légères d'onguent gris.

Après trois ou quatre mois de ce traitement les accidents ont disparu pour ne plus se reproduire. Il peut survenir pendant sa durée quelque poussée de syphilides surtout si les intervalles des cures iodées sont portées au delà de quinze ou vingt jours. Mais c'est l'exception lorsque le traitement est régulièrement suivi, et pourvu que la dose d'iode soit faible.

Voici une observation de syphilis confirmée, la plus intéressante peut-être de celles que j'ai recueillies, mais qui malheureusement est unique en son genre.

Vers la fin du mois de juin 1891, la femme L... fut atteinte d'un chancre induré du sein gauche siégeant à la base du mamelon. Elle avait été contaminée par un nourrisson qui ne tarda pas à mourir. Son dernier enfant, âgé de neuf mois, qui tétait encore, le fut également, et le mal débuta chez lui par un chancre de la lèvre supérieure. Lorsque je vis pour la première fois la nourrice, au mois d'août, elle était couverte de roséole et de papules, avec anémie prononcée, alopécie et plaques muqueuses, buccales et vulvaires. Après avoir mis son mari en garde contre une contamination possible, j'instituai un traitement ioduré chronique intermittent (1 gramme d'iodure de potassium pendant vingt jours de chaque mois) et je prescrivis contre les plaques muqueuses deux solutions à différents titres de chlorure de zinc. Les manifestations cutanées et l'anémie cédèrent peu à peu, l'alopécie s'arrêta. Seules les plaques muqueuses se reproduisirent à des intervalles assez rapprochés. Entre temps, à la fin de novembre 1891, la malade devint enceinte et accoucha prématurément, le 28 mai suivant, d'un enfant mort-né. Depuis le commencement de la même année, elle avait cessé de suivre régulièrement le traitement prescrit. Elle devint de nouveau enceinte au mois de novembre 1892. Au mois de mars suivant, je fus appelé auprès d'elle pour une poussée très forte de syphilides qui descen-

daient le long de la partie interne des cuisses sur une étendue
de dix centimètres, le long du périnée et de chaque côté des
grandes lèvres. Je prescrivis alors le traitement iodé qu'elle a
suivi seulement pendant trois mois. (Il y avait à cette époque
plus d'un an que son dernier enfant, atteint en même temps
qu'elle, était radicalement guéri, grâce au traitement iodé et à
la pommade au précipité blanc, tandis que son développement
se faisait fort bien.) Les plaques muqueuses disparurent en
moins de quinze jours, et la malade n'a eu depuis aucun accident spécifique. Elle est accouchée le 4 septembre 1893, à
terme, d'un enfant bien portant en apparence, mais qui, à l'âge
de deux mois et demi environ, a eu les fesses, le périnée et la
partie postérieure des cuisses recouverts d'un érythème
rouge-cuivre caractéristique. Je lui ai fait prendre, à cette oc-
casion, seulement de l'iodure de potassium à très petites doses,
et l'éruption a disparu au bout de vingt-cinq jours environ.
L'enfant a eu dans le courant de son année deux autres pous-
sées syphilitiques traitées de la même façon. Il est mort le 12
septembre dernier, emporté par une broncho-pneumonie survenue dans le cours d'une coqueluche dont il était atteint
depuis une quinzaine de jours. Il était resté assez chétif depuis
la première manifestation de la diathèse. Quant à la mère,
elle est parfaitement guérie et elle n'a eu aucun accident spécifique depuis le mois de mars 1893.

L'observation suivante, relative au seul malade
chez qui j'aie pu suivre, jour par jour, les effets de la
médication iodée, est très intéressante au point de vue
de la rapidité avec laquelle cèdent certaines manifestations syphilitiques sous la seule influence de l'iode.

Le nommé F... se présente à ma consultation le 17 août dernier, pour des douleurs violentes de tête à exacerbation vespé-
rale et nocturne, qui, depuis huit jours, l'empêchaient de dormir,
et pour une éruption lui couvrant la poitrine et l'abdomen.

Il était en même temps porteur d'un chancre volumineux, immobilisant le prépuce et ne permettant pas la mise à nu du gland, et d'une adénite inguinale gauche considérable, gênante par son volume, et provoquant une claudication assez marquée. L'éruption n'était autre chose qu'une roséole confluente intense, parsemée de syphilides papuleuses lenticulaires. L'état général était défectueux, la perte des forces musculaires à peu près complète, l'anémie très accentuée. Le coït infectant avait eu lieu le 8 juillet, le chancre était apparu vers le 22, l'adénite était devenue perceptible à la vue huit jours après. La céphalée, dont le début remontait aux premiers jours d'août, n'était devenue intolérable qu'à partir du 9 ; l'exanthême avait fait son apparition le 12, et, le jour de l'entrée du malade à l'hôpital, elle était confluente au point de recouvrir presque entièrement la partie antérieure du tronc. Enfin, il y avait dans la bouche deux rougeurs symétriques siégeant sur les piliers antérieurs.

Le malade fut soumis au traitement incomplet, cautérisation légère, et teinture d'iode intus et extra, sans frictions mercurielles. Dès le premier soir il put dormir, et la céphalée avait totalement disparu le 24 août. Déjà depuis la veille il était impossible d'apercevoir la moindre trace de la roséole, seules les syphilides lenticulaires persistaient. A cette même date du 23, l'adénite avait diminué de plus de moitié et le malade n'éprouvait plus la moindre difficulté pour la marche. Le 28 août, jour de mon départ en vacances, l'induration du chancre s'était résorbée sauf sur un point très limité au voisinage du filet, mais le malade pouvait sans douleur ni difficulté mettre le gland à nu. Le 30 août le malade eut, à la suite d'un refroidissement, une légère angine avec gêne de la déglutition, mais elle céda en trois jours. Le 2 septembre le malade sortit de l'hôpital sur sa demande : il n'avait plus d'anémie, les forces étaient revenues ainsi que l'appétit ; les papules, contre lesquelles j'avais prescrit, le 26 août, de la pommade au précipité blanc, s'étaient desquamées en trois à cinq jours sans laisser de traces. Seules persistaient les taches des piliers, et aussi l'ulcération du pré-

puce mais considérablement réduite, sans trace d'induration ;
cette dernière était cicatrisée le dimanche 10 septembre.

Le malade aurait dû, suivant ma recommandation, suspendre
le traitement iodé après le vingtième jour : il prenait la teinture d'iode à la dose quotidienne *relativement élevée* de cinq
gouttes. Mais mon remplaçant, qui n'était pas au courant de la
méthode, lui conseilla de continuer. Il est arrivé ce que j'avais
déjà pu constater à diverses reprises, c'est-à-dire que l'efficacité du médicament a diminué à mesure que ce dernier se trou-
vait en excès dans l'organisme. Aussi F... est-il venu me trou-
ver le 23 septembre avec une nouvelle poussée de syphilides
occupant la partie postérieure du tronc, la nuque et tout le
pourtour du cuir chevelu. De plus l'ulcération chancreuse
s'était reproduite avec une très légère induration, mais les ganglions correspondants n'avaient pas augmenté de volume. L'état
général n'avait pas varié et restait des plus satisfaisants. La
suspension du traitement a suffi pour amener à elle seule une
détente sensible, et l'amélioration s'est accentuée au point que
c'est à peine si le 19 octobre il restait quelques rares traces
perceptibles des syphilides ; l'ulcération chancreuse et les taches des piliers persistaient sans changement. Le malade suit
depuis le 21 octobre, le traitement indiqué plus haut de la
syphilis confirmée, et ces manifestations elles-mêmes ont fini
par disparaître en 8 jours.

La teinture d'iode dans le traitement de la syphilis
me paraît devoir être l'idéal du médicament. Elle parvient à guérir en vingt jours à deux mois, sinon seule,
du moins avec l'aide des frictions mercurielles, le chancre induré accompagné ou non d'adénopathie satellite :
ce qu'on n'a pu faire encore par aucun procédé thérapeutique. La rapidité avec laquelle disparaissent sous
son influence les diverses manifestations secondaires
de la syphilis, la durée relativement courte du traitement (de trois à six mois) pour assurer la guérison

définitive, montrent qu'elle est de beaucoup supérieure à tous les agents thérapeutiques mis en œuvre jusqu'à ce jour et qui ne guérissent qu'imparfaitement et au prix de plusieurs années de traitement. Ce n'est pas à dire qu'il faille rejeter le mercure dans le traitement des accidents secondaires. Le concours des frictions sera très utile, sinon nécessaire, dans les syphilis malignes. Avec la teinture d'iode il n'y a pas à redouter de voir se produire d'intolérance médicamenteuse, puisqu'elle jouit à une dose très petite de son maximum d'efficacité. Enfin la méthode exposée plus haut est aussi simple que sûre.

Comment agit la teinture d'iode ? Je ne crois pas qu'elle ait une action sur le virus syphilitique lui-même, sans quoi il semblerait qu'elle dût mieux réussir à fortes doses, ou à doses moyennes longtemps prolongées sans interruption. C'est tout le contraire qui a lieu. Si elle est donnée d'emblée à dose intensive, son action bienfaisante ne va guère au delà de sept ou huit jours, et, dans ces conditions, elle peut n'être pas sans danger dans certains états pathologiques.

Ce serait une erreur de croire que la teinture d'iode et l'iodure de potassium agissent de la même manière, comme le disent les traités de thérapeutique. L'action de l'iodure de potassium est nulle au point de vue *curatif* dans le traitement de la syphilis ; son rôle se borne actuellement, dans la période secondaire, à combattre certains accidents spéciaux, tels que la céphalée, les névralgies, etc., et on l'emploie concurremment avec le mercure contre les syphilis malignes précoces. La teinture d'iode est infiniment plus active. La première observation donnée plus haut, montre que seule la teinture d'iode est venue à bout d'une syphilis contre laquelle l'iodure n'avait produit qu'une action tout au plus palliative. J'ai pu comparer dans deux cas aussi identiques que possible l'action respective des deux médicaments. Il s'agissait de deux de ces syphilis qui, pour ne pas se manifester d'une façon bruyante, n'en sont pas moins des plus redoutables au point de vue de l'hérédité.

Les nommés L... et L. M... étaient venus à ma consultation à quinze ou vingt jours de distance, en février et mars 1891, pour des érosions très petites siégeant sur les bords de la langue et qui se reproduisaient sans cesse, à cause sans doute des habitudes tabagiques des deux malades. L... avait été atteint d'un chancre pendant son séjour dans l'armée en mars 1889 ; L. M... également, pendant une période d'exercices militaires, au camp de Châlons en juin de la même année. Tous deux furent soumis à un traitement mercuriel qui dura près de trois mois. Ils ne firent plus rien depuis, et n'eurent d'ailleurs que fort peu de manifestations cutanées ou muqueuses. Quelques éruptions discrètes, un peu de laryngite, qui se renouvelèrent à différentes reprises dans le courant de la première année.

Je soumis L... au traitement à l'iodure de potassium, tandis que L. M... suivait le traitement iodé, et fis aux deux, pendant quelque temps, des cautérisations légères avec le crayon de nitrate d'argent, sur les érosions linguales. Chez L. M..., ces accidents cédèrent après quatre mois de traitement, en dépit de ses habitudes tabagiques ; ils ne se sont plus reproduits depuis. Un an après, L... avait encore des érosions, et je l'ai vu pour la dernière fois en avril 1893, au moment où, après quatre mois d'accalmie, il avait eu une nouvelle poussée. Mais ce qui prouve mieux encore l'inefficacité de l'iodure et l'action puissante de la teinture d'iode, c'est que la femme de L... a eu, depuis 1891, sans être contaminée, trois grossesses dont les résultats ont été des plus déplorables. Le premier enfant est arrivé mort-né à six mois ; le deuxième, mort-né aussi, à huit mois ; enfin, le troisième est né à terme, mais il est mort syphilitique, à l'âge de trois mois, en avril dernier. L... n'a eu, pendant la même période, qu'un seul enfant, il est vrai, âgé aujourd'hui d'un an et demi environ, mais qui a toujours joui d'une parfaite santé et a une fort belle apparence.

Dans un cas j'ai constaté la lenteur d'action de la teinture d'iode employée seule :

Je fus appelé le 18 mars dernier chez le nommé S. D. âgé de 45 ans. Il avait le prépuce transformé en un gros bourrelet scléro-gommeux, ulcéré sur toute sa surface, avec une adénite inguinale double. Çà et là sur le corps, mais surtout aux membres inférieurs, existaient des syphilides tuberculo-gommeuses dont quelques-unes avaient un volume considérable. Il y avait en outre une céphalée intense, une adynamie complète et une anémie très prononcée. A ces phénomènes s'ajoutaient des troubles gastriques et surtout de l'inappétence. Je prescrivis simplement à l'intérieur de la teinture d'iode à la dose ordinaire, des badigeonnages sur l'adénite, et sur le chancre des onctions avec de la pommade au précipité blanc. Ce traitement provoqua autour des plus grosses lésions cutanées une réaction franchement inflammatoire, mais qui céda promptement à des badigeonnages de teinture d'iode. La céphalée disparut vite aussi, et l'état général commença à s'améliorer avec lenteur, dès le dixième jour. L'anémie et l'adynamie avaient disparu à la fin du mois de mai. Les applications de précipité blanc sur le chancre n'amenèrent pas de modification durable : le volume ne variait pas ; la cicatrisation se faisait cependant, mais le chancre s'ulcérait de nouveau. Les onctions avec la pommade à l'oxyde blanc d'antimoine (3 grammes pour 30 d'axonge ou de glycéré d'amidon) furent plus efficaces. En moins de dix jours, le gros bourrelet était entièrement cicatrisé, et, pour le mois de juin, toute la masse qui le constituait avait fini par se résorber.

A mesure que les premières syphilides guérissaient, laissant de grandes cicatrices bronzées caractéristiques, il s'en formait de nouvelles, de dimensions moindres, qui disparaissaient sans laisser de traces. Ce n'étaient à la fin que de simples papules. Les dernières ont disparu vers la fin du mois de juillet. Le malade avait repris ses occupations depuis la fin du mois de mai et ne se ressentait plus des symptômes généraux qu'il avait éprouvés au début. Il a toujours poursuivi son traitement, et, depuis un mois, les taches bronzées tendent à disparaître.

C'est surtout dans ces sortes de syphilis que les frictions mercurielles seront utiles, mais elles ne devront s'adresser qu'aux lésions cutanées elles-mêmes. Je n'ai jamais fait faire que des frictions légères, au plus 2 grammes tous les deux ou trois jours. Elles facilitent singulièrement la résorption des syphilides tuberculeuses ou tuberculo-gommeuses, des grosses papules, et les lésions ainsi traitées, la médication interne étant d'ailleurs suivie, disparaissent sans laisser de traces.

Toutes les syphilis sont-elles guérissables ? Je crains que non. Cependant j'ai tout lieu de croire que bien peu résisteront à l'action combinée du traitement iodé et des frictions mercurielles. Même dans les cas les plus graves, on pourra procurer aux malades tout au moins un soulagement notable, et une amélioration des plus manifestes.

1ᵉʳ Novembre 1894.

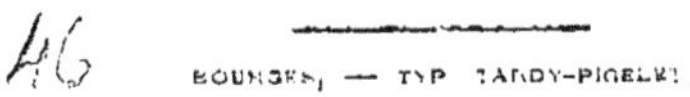

BOURGES. — TYP. TARDY-PIGELET.

www.ingramcontent.com/pod-product-compliance
Ingram Content Group UK Ltd.
Pitfield, Milton Keynes, MK11 3LW, UK
UKHW020149080726
13614UKWH00005B/2479